二十四节气

饮食健康日志

丁霞　张利娜·主编

华夏出版社
HUAXIA PUBLISHING HOUSE

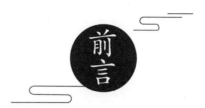

前言

　　民以食为天。中国的饮食文化具有千年的历史，精到刻图雕花，简到粗粮面饼，有雅也有俗，有细也有粗。对美食的种种追求与考究，代表了人们对生活的热爱。而将美食与健康融合，更是对美好生活的升华。

　　美食是饮食习惯和健康观念外化的一种表现形式，而随季节变化进行饮食养生，是中国先人独有的经验与智慧。本书以"二十四节气"为纲，选取各个节气的物候变化，配以各节气饮食养生原则，并提供适合的养生食材，以及各具特色的菜品食谱以供参考，希望读者在每个节气来临之时，都能够根据自然界的趋势，确定适合的食物，使饮食更为丰富，更为健康。我们还专门延请画家绘制了精美的插图，希望读者在翻阅时，时时能得到美的享受。全书留有多页空白，以便针对不同节气，记录个人饮食养生的感受与心得，力争使读者心有所得，手有所记。

　　本书由北京中医药大学丁霞教授与新绎健康管理公司张利娜女士共同编写与创作，书中运用的食修理论及药食同源的食材，都经过了科学性的研究与检验，期望本书的出版对读者朋友们的饮食与健康有所帮助。

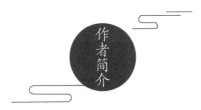

作者简介

丁霞，医学博士、教授、主任医师、博士研究生导师，中国农工民主党中央教育工作委员会副主任委员。兼任北京中医药学会脾胃病专业委员会副主任委员、中国中医药研究促进会消化整合医学分会副主任委员、中华中医药学会健康管理分会副主任委员、中华中医药学会脾胃病分会常务委员、世界中医药学会联合会消化病专业委员会常务理事。先后入选教育部"新世纪优秀人才支持计划"，荣获科技部"中青年科技创新领军人才"及国家"万人计划"科技创新领军人才称号。师从国医大师路志正教授、全国名中医田德禄教授，擅长治疗消化系统疾病，特别在应用中医学天人相应理论结合饮食调养，实现养生防病及治疗重大慢性疾病方面有丰富的经验。

张利娜，女，1980年年5月出生。本科毕业于河北大学，研究生毕业于北京大学文化产业管理专业，中欧国际工商管理学院EMBA。现就职于新奥集团，任新绎控股集团副总裁、新绎健康管理有限公司总经理。以"让天下人少生病"为使命，依托中国传统医学和现代科学，带领团队创建了三疗七修产品和服务体系，为亚健康和慢病人群提供多方位的健康管理服务。

目录

立春

一候东风解冻
二候蛰虫始振
三候鱼陟负冰

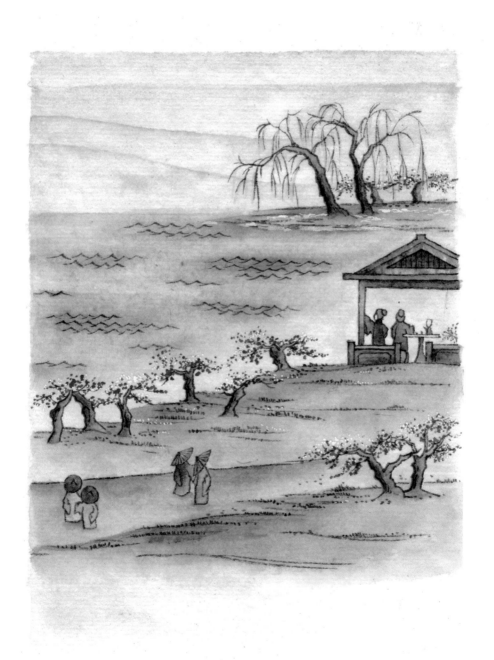

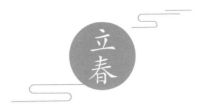

立春

节气由来

二十四节气之一。春季开始的节气。每年 2 月 4 日或 5 日太阳
到达黄经 315 度时为立春。《月令七十二候集解》中说："正月节，
立，建始也 …… 立夏秋冬同。"《历书》中说："大寒后十五日，
斗指东北，维为立春，时春气始至，四时之卒始，故名立春也。"

节气食俗

我国民间百姓在立春之日有喝春酒、吃春饼等美好食俗。北方
一些地方还有"咬春"的习俗，即吃个生萝卜消食防病。

节气养生原则

助阳气、养肝气。

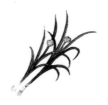

节气推荐食材

谷类：粳米、籼米、玉米。

蔬菜：春笋、山药、胡萝卜、冬瓜、芹菜、韭菜、香菜、扁豆。

肉类：鸡肉、鹅肉、羊肉、狗肉、兔肉、牛肉。

水产类：鲫鱼、鳝鱼、虾、海参。

乳蛋类：鹌鹑蛋、鸽子蛋、牛奶、羊奶。

果类：桂圆、荔枝、大枣。

节气推荐菜品

【韭菜虾皮炒鸡蛋】

【功效】温中通便、温肾养血。

【做法】韭菜洗净切小段，鸡蛋破壳打均匀。现将虾皮煸香，倒入鸡蛋炒成固定形状后加入韭菜煸炒，后加入盐、姜末，再翻炒即可。

雨水

一候獭祭鱼
二候鸿雁北
三候草木萌动

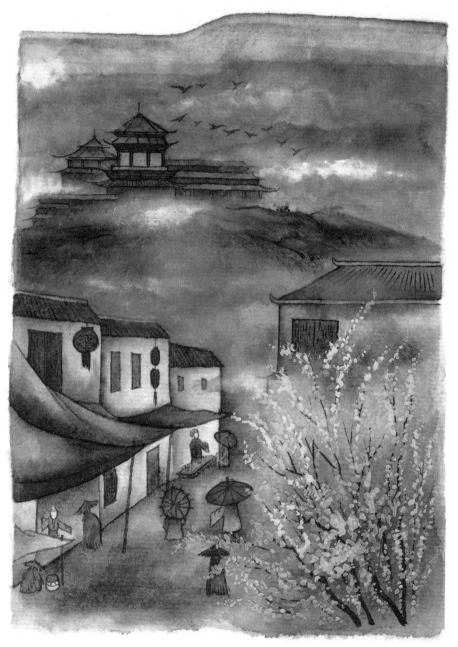

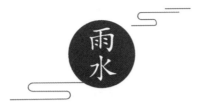

节气由来

每年 2 月 19 日或 20 日视太阳到达黄经 330 度时为雨水。《月令七十二候集解》中说："正月中，天一生水。春始属木，然生木者必水也，故立春后继之雨水。且东风既解冻，则散而为雨矣。"

节气食俗

"雨水节，回娘家"是流行于川西一带汉族节日习俗。生育了孩子的妇女，须带上罐罐肉、椅子等礼物，感谢父母的养育之恩。

节气养生原则

养脾胃、调精神节气。

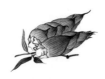

节气推荐食材

谷类：赤小豆、花生、黄豆。

蔬菜：生姜、大葱、大蒜、黄瓜、菠菜、青蒜、芥蓝。

肉类：兔肉。

水产类：鲫鱼、鳝鱼、虾、海参。

乳蛋类：鹌鹑蛋、酸奶。

果类：栗子、核桃、柑橘、丑橘。

节气推荐菜品

【拌双笋】

【功效】清热化痰、利气和胃。

【做法】莴笋洗净去皮入沸水中焯，竹笋洗净切滚刀块入沸水焯透，将二者放入碗内，加入盐、料酒、味精、糖等拌均匀，淋上香油即可。

惊蛰

一候桃始华
二候仓庚鸣
三候鹰化为鸠

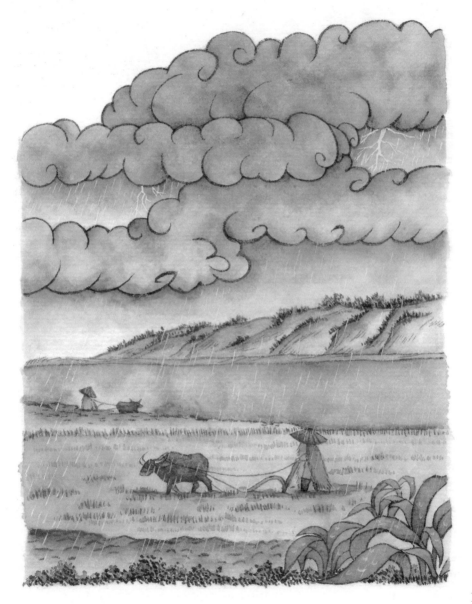

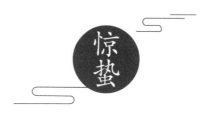

节气由来

惊蛰，是二十四节气中的第三个节气。每年3月5日或6日，太阳到达黄经345度时为"惊蛰"。惊蛰的意思是天气回暖，春雷始鸣，惊醒蛰伏于地下冬眠的昆虫。蛰是藏的意思。《月令七十二候集解》中说："二月节，万物出乎震，震为雷，故曰惊蛰。"

节气食俗

在民间素有"惊蛰吃梨"的习俗。或者用香油煎糕，或者用韭菜做成荤素的各种饼，煎炸饼豆以驱除百虫，即把黄豆用盐水浸泡，二十四小时后，将水滤去晒干。放在锅中炒熟，全家人吃炒豆，称之为吃蝎子毒。

节气养生原则

顺肝气、养脾气。

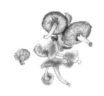

节气推荐食材

谷类：绿豆、粳米、高粱、黑芝麻、薏米。

蔬菜：芹菜、蒜苔、莴苣、芦笋、茼蒿、蕹菜、西葫芦、生菜、菠菜、芥菜、银耳、苦瓜、土豆。

肉类：兔肉、牛肉。

水产类：鲫鱼、鳝鱼、虾、海参。

乳蛋类：鹌鹑蛋、酸奶。

果类：草莓、枇杷、柿子、苹果。

节气推荐菜品

【肉末蘑菇烧豆腐】

【功效】补益气血，健脾醒胃。

【做法】蘑菇洗净温水泡，切小方丁，猪肉剁成肉末，豆腐切成小方块沸水焯过后，用油煎至两面发黄。将蘑菇、葱、姜、肉末煸炒至透，放入煎好的豆腐，加入黄酒、蘑菇汤、酱油同烧，烧至入味即可。

春分

一候玄鸟至
二候雷乃发生
三候始电

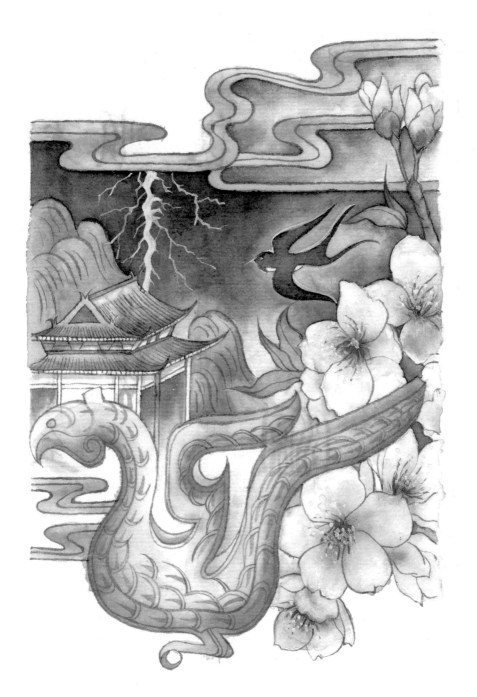

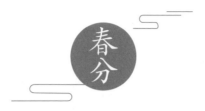

节气由来

在每年阳历 3 月 21 日左右，太阳到达黄经零度，为春分。分者，半也，这一天为春季的一半，故叫春分。天津市天文学会理事史志成介绍，春分这一天，阳光直射赤道，昼夜几乎相等。春分过后，太阳的位置逐渐北移，开始昼长夜短。所以，春分在古时又称"日中""日夜分""仲春之月"。

节气食俗

春分之际，春雷始发，万物复苏，正是吃春菜的好时节。同时在浙江、山西等地流传着春分日酿酒的习俗。

节气养生原则

调阴阳、保健康。

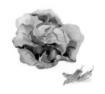

节气推荐食材

谷类：黑豆、蚕豆、豌豆。

蔬菜：雪里蕻、莼菜、荷叶、乌饭树叶、橘叶、莲子心、丝瓜、南瓜、青椒、茄子、芹菜、木耳、银耳、菜花、香菇、玫瑰花。

肉类：鸡肉、鱼肉。

水产类：鲫鱼、鳝鱼、虾、海参。

乳蛋类：牛奶、羊奶、酸奶。

果类：猕猴桃、葡萄、樱桃、核桃。

节气推荐菜品

【三丝菜卷】

【功效】健脾和胃，养血通便。

【做法】卷心菜去梗茎入沸水焯过后过凉备用，木耳温水泡发洗净切丝，青椒去籽洗净切丝，胡萝卜切丝备用。以上三丝入碗内加入盐，腌制5分钟后去汁待用。包菜铺平后放入三丝，卷成长卷，入汤盘内上锅蒸5分钟即可。

清明

一候桐始华
二候田鼠化为鴽
三候虹始见

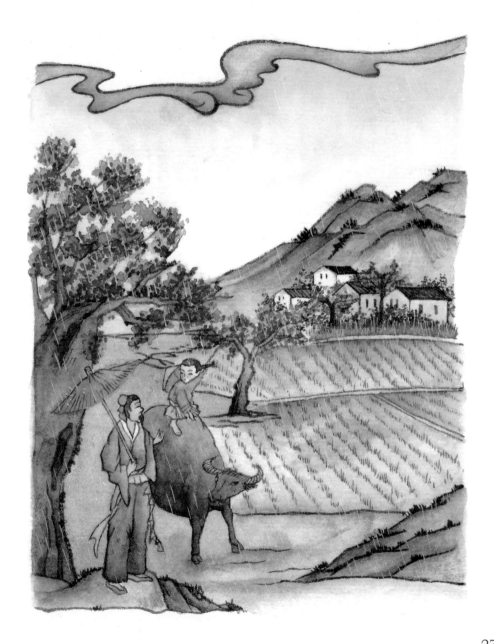

清明

节气由来

每年 4 月 5 日前后，太阳到达黄经 15 度时为清明节气开始。《淮南子·天文训》中说："春分后十五日，斗指乙，则清明风至。"

节气食俗

清明节要寒食禁火。

节气养生原则

疏肝气、涵肾水。

节气推荐食材

谷类：黑米、小麦、红薯。

蔬菜：苦瓜、小白菜、花椰菜、青花菜、黄豆芽、甘草、板蓝根、玫瑰花、芦荟。

肉类：鸡肉、鸭肉、猪肉。

水产类：鲫鱼、草鱼、鳝鱼、虾、海参。

乳蛋类：牛奶、羊奶、酸奶、鸡蛋。

果类：苹果、香蕉、槟榔、青梅。

节气推荐菜品

【蛋炒马齿苋】

【功效】清热解毒，散血消肿。

【做法】马齿苋洗净用水焯过，切段备用。鸡蛋略炒出锅备用，再起锅入少量油，加入马齿苋和鸡蛋一起煸炒，加入盐即可。

谷雨

一候萍始生
二候鸣鸠拂其羽
三候戴胜降于桑

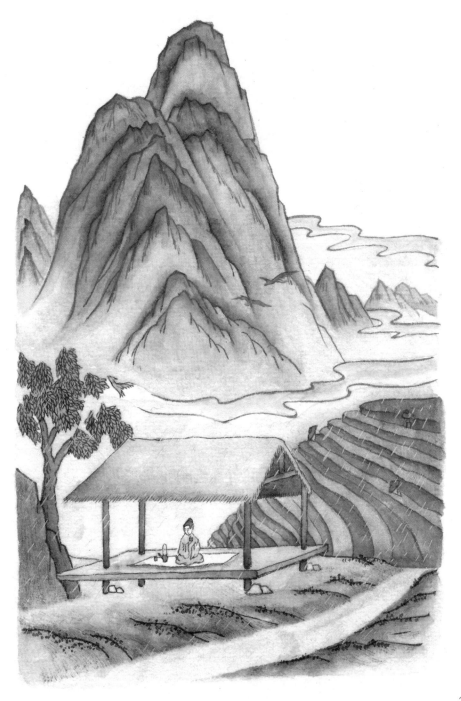

节气由来

谷雨是"雨生百谷"的意思，每年 4 月 20 日或 21 日太阳到达黄经 30 度时为谷雨。《月令七十二候集解》中说，"三月中，自雨水后，土膏脉动，今又雨其谷于水也……盖谷以此时播种，自下而上也。"故此得名。

节气食俗

南方谷雨有摘茶习俗，传说谷雨这天的茶喝了会清火、辟邪、明目等。所以谷雨这天不管是什么天气，人们都会去茶山摘一些新茶回来喝。北方谷雨有食香椿习俗，谷雨前后是香椿上市的时节，这时的香椿醇香爽口、营养价值高，有"雨前香椿嫩如丝"之说。香椿具有提高机体免疫力，健胃、理气、止泻、润肤、抗菌、消炎、杀虫之功效。

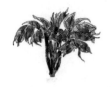

节气养生原则

益脾气、防湿邪。

节气推荐食材

谷类：红豆、红薯。

蔬菜：莲藕、茭白、山药、胡萝卜、冬瓜、白菜、木耳、丝瓜。

肉类：鸡肉、鸭肉、猪肉。

水产类：鲫鱼、鳝鱼、草鱼、虾、海参、海藻。

乳蛋类：牛奶、羊奶、酸奶、鸡蛋。

果类：苹果、香蕉、芒果。

节气推荐菜品

【香椿拌豆腐】

【功效】清热解毒，健胃理气。

【做法】香椿洗净切碎待用，起锅下油，把豆腐渣炒透后调味，再加入切好的香椿芽，翻炒熟即可。

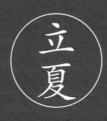

立夏

一候蝼蝈鸣
二候蚯蚓生
三候王瓜生

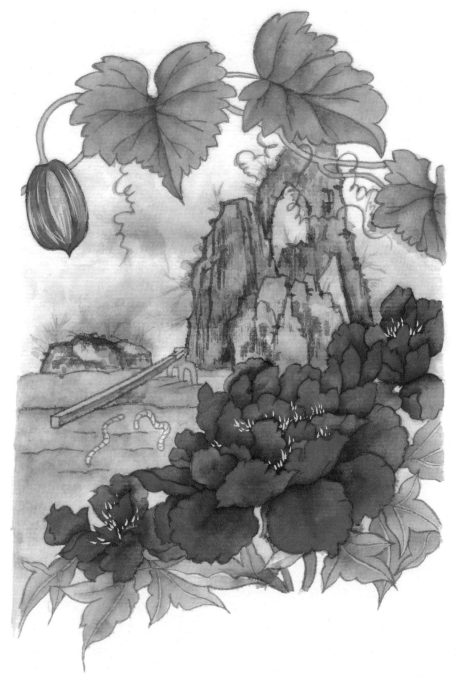

节气由来

每年 5 月 5 日或 6 日，太阳到达黄经 45 度为"立夏"节气。这个季节，在战国末年（公元前 239 年）就已经确立了，预示着季节的转换，为古时按农历划分四季之夏季开始的日子。《月令七十二候集解》中说："立，建始也，夏，假也，物至此时皆假大也。"

节气食俗

自古以来，我国民间有许多有关立夏的食俗，在我国民间，立夏这天还要吃蛋，叫"补夏"，最好是咸鸭蛋。

北方大部分地区立夏时有制作与食用面食的习俗，意在庆祝小麦丰收。立夏的面食主要有夏饼、面饼和春卷三种。在江浙一带有"立夏尝新"的风俗。

苏州地方有"立夏见三新"的谚语。"三新"指新熟的樱桃、青梅和麦子。杭州在立夏日最为讲究。每逢立夏，家家各烹新茶，并配以各色细果，馈送亲友毗邻，叫做"七家茶"。

节气养生原则

益静养、重养心。

节气推荐食材

谷类：籼米、面筋、青稞、豆腐、豌豆、毛豆。

蔬菜：苋菜、莲子、丝瓜、苦菜、莲藕、生菜、马铃薯、山药、芋艿、姜、莴笋。

肉类：牛肉、羊肉、猪肉、猪血、乌鸡。

水产类：鲫鱼、青鱼、白鱼、乌贼鱼、鳖、龟。

乳蛋类：鸡蛋、牛奶、羊奶、酸奶。

果类：木瓜、香蕉、杨梅、西瓜、甜瓜、葡萄、桃。

节气推荐菜品

【鱼腥草拌莴笋】

【功效】清热解毒，利湿祛痰。

【做法】鱼腥草洗净切小段入沸水焯过，加盐拌匀，腌渍待用。莴笋削皮去叶切粗丝，用盐水腌渍备用。将两者入盘内，加入酱油、味精、葱花、姜末、蒜末搅拌均匀，淋上香油即可。

小满

一候苦菜秀
二候靡草死
三候麦秋至

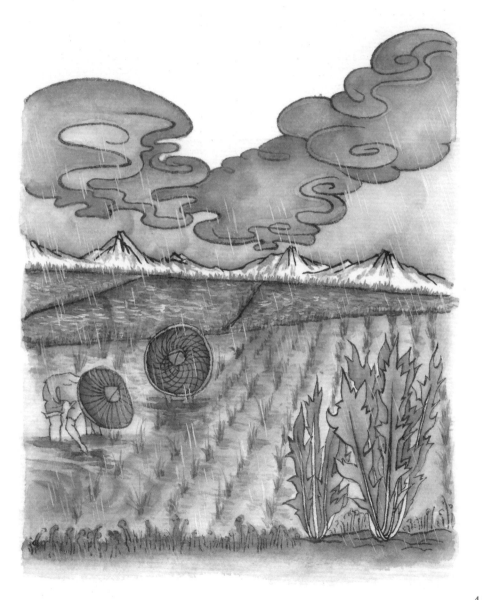

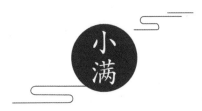

节气由来

每年 5 月 21 日或 22 日视太阳到达黄经 60 度时为小满。《月令七十二候集解》中说："四月中，小满者，物致于此小得盈满。"这时全国北方地区麦类等夏熟作物籽粒已开始饱满，但还没有成熟，约相当乳熟后期，所以叫小满。

节气食俗

春风吹，苦菜长，荒滩野地是粮仓。小满前后也是吃苦菜的时节，苦菜是中国人最早食用的野菜之一。另外，小满是湿性皮肤病的易发期，所以饮食调养宜以清爽清淡的素食为主，常吃具有清利湿热作用的食物，如赤小豆、绿豆、冬瓜、黄瓜、黄花菜、水芹、黑木耳、胡萝卜、西红柿等。

节气养生原则

防湿邪、防未病。

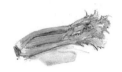

节气推荐食材

谷类：粳米、麸子粉、薏米、玉米、绿豆。

蔬菜：扁豆、百合、绿豆芽、小白菜、苋菜、蒲菜、木耳菜。

肉类：牛肚、羊脑、羊肚、猪肚、猪肠、火腿、兔肉。

水产类：鲢鱼、鳝鱼、河虾、对虾。

乳蛋类：鸭蛋、牛奶、羊奶、酸奶。

果类：李子、樱桃、鲜荔枝、杨梅。

节气推荐菜品

【芹菜拌豆腐】

【功效】平肝清热，利湿解毒。

【做法】芹菜切段，豆腐切小丁，均用开水焯过，捞出后用冷水冷却，控净水待用。将两者放入盘中，加入盐、味精、香油搅拌即可。

芒种

一候螳螂生
二候鵙鸟鸣
三候反舌无声

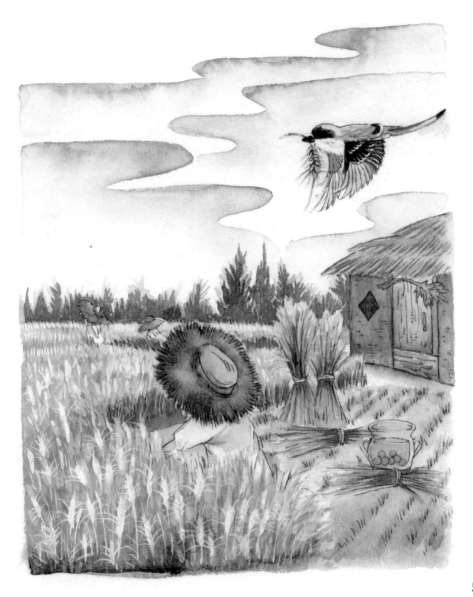

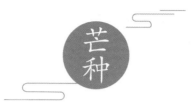

芒种

节气由来

每年的芒种节气在 6 月 6 日或 7 日，这时太阳到达黄经 75 度。从字面上说，"芒"是指麦类等有芒作物收获；"种"是指谷黍类作物播种。《月令七十二候集解》中说："五月节，谓有芒之种谷可稼种矣。"意指大麦、小麦等有芒作物种子已经成熟，抢收十分急迫。对于晚谷、黍、稷等夏播作物，此时也正是播种最忙的季节，故又称"忙种"。

节气食俗

在南方，每年五六月是梅子成熟的季节，三国时有"青梅煮酒论英雄"的典故。但是，新鲜梅子大多味道酸涩，难以直接入口，需加工后方可食用，这种加工过程便是煮梅。

节气养生原则

防湿热、强体魄。

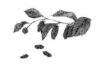

节气推荐食材

谷类：糯米、粟米、荞麦、花生、大豆。

蔬菜：香菜、番茄、卷心菜、苦菜、韭菜、马齿苋、蒜头、葱、洋葱。

肉类：牛肝、羊肝、猪肝、鸽肉、禽肝。

水产类：鳜鱼、银鱼、干贝、牡蛎。

乳蛋类：鹅蛋、牛奶、羊奶、酸奶。

果类：桑葚、樱桃、菠萝、山楂、乌梅、龙眼、无花果、猕猴桃。

节气推荐菜品

【鲜藕蛋羹】

【功效】开胃解暑，益血生肌。

【做法】鸡蛋入碗内调匀，将鲜藕榨汁，蛋液与藕汁混均匀，入少许盐、植物油，放入蒸笼上蒸 10 分钟即可。

夏至

一候鹿角解
二候蜩始鸣
三候半夏生

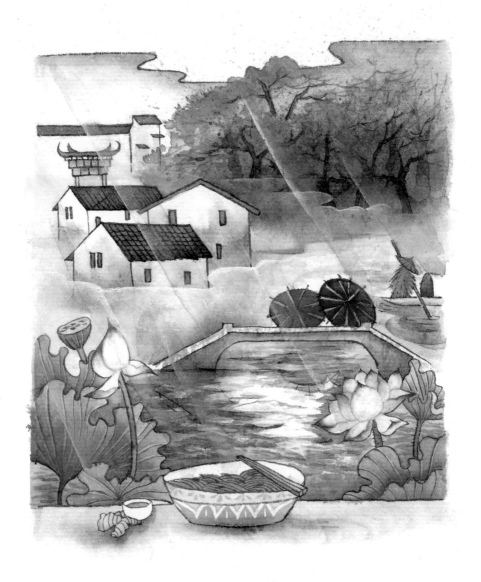

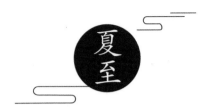

节气由来

夏至是二十四节气中最早被确定的一个节气。每年的夏至从 6
月 21 日（或 22 日）开始，至 7 月 7 日（或 8 日）结束。据《恪遵
宪度抄本》中记载："日北至，日长之至，日影短至，故曰夏至。
至者，极也。"

节气食俗

清·潘荣陛《帝京岁时纪胜》中说："是日，家家俱食冷淘面，
即俗说过水面是也……谚云：'冬至馄饨夏至面。'"在西北地区
如陕西，此日食粽，并取菊为灰用来防止小麦受虫害。

在南方，此日秤人以验肥瘦。农家擀面为薄饼，烤熟，夹以青菜、
豆荚、豆腐及腊肉，祭祖后食用或赠送亲友。有些地区，此日多有
成年的外甥和外甥女到娘舅家吃饭，舅家必备苋菜和葫芦做菜，也
有的到外婆家吃腌腊肉，说是吃了就不会疰夏。广东一些地方还流
传夏至食狗肉的习惯。在夏至食狗肉的习俗一直沿袭至今。

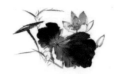

节气养生原则

护阳气、养脾胃。

- - - - - - - - - - - ◆ - - - - - - - - - - -

节气推荐食材

谷类：燕麦、杏仁、雪糯、高粱、黄豆、豆浆、豆腐、豆干、豆腐皮。

蔬菜：苦菊、仙人掌、马齿苋、茭白、萝卜、竹荪、冬瓜、苦瓜、丝瓜。

肉类：牛肾、羊肾、猪肾、野猪肉、鸡肉。

水产类：鲤鱼、带鱼、蚌、蛤蜊。

乳蛋类：鹌鹑蛋、牛奶、羊奶、酸奶。

果类：西瓜、乌梅、芒果、桑葚、山楂、椰子。

- - - - - - - - - - - ◆ - - - - - - - - - - -

节气推荐菜品

【荷叶茯苓粥】

【功效】清热解暑，宁心安神。

【做法】荷叶煎汤去渣，把茯苓与洗净的粳米入荷叶汤中，同煮为粥，出锅前将白糖入锅。

小暑

一候温风至
二候蟋蟀居壁
三候鹰始挚

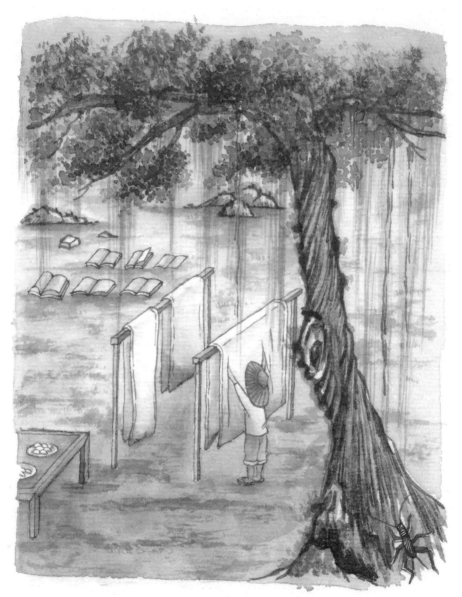

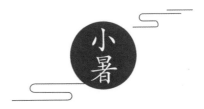

小暑

节气由来

每年 7 月 7 日或 8 日视太阳到达黄经 105 度时为小暑。《月令七十二候集解》中说："六月节……暑，热也，就热之中分为大小，月初为小，月中为大，今则热气犹小也。"暑，表示炎热的意思，古人认为小暑期间，还不是一年中最热的时候，故称为小暑。

节气食俗

伏天民谚有"头伏萝卜二伏菜，三伏还能种荞麦"，"头伏饺子，二伏面，三伏烙饼摊鸡蛋"。头伏吃饺子是传统习俗，伏日人们食欲不振，往往比常日消瘦，俗谓之苦夏，而饺子在传统习俗里正是开胃解馋的食物。伏日吃面习俗至少三国时期就已开始了。《魏氏春秋》中说："伏日食汤饼，取巾拭汗，面色皎然。"这里的汤饼就是热汤面。民间有小暑吃藕的习俗，民间也有俗语：小暑黄鳝赛人参。根据冬病夏补的说法，小暑时节最宜吃的是黄鳝。

节气养生原则

健脾胃、凝心神。

节气推荐食材

谷类：小麦、玉米、豌豆、蚕豆、豆浆、豇豆。

蔬菜：空心菜、南瓜、黄瓜、菜瓜、番茄、辣椒、茄子、穿心莲。

肉类：牛蹄筋、羊脊骨、羊胫骨、猪肺、猪蹄。

水产类：鲳鱼、鳝鱼、黄鱼、海参、海蜇、海带。

乳蛋类：鸽子蛋、牛奶、羊奶、酸奶。

果类：水蜜桃、苹果、菠萝、大枣、莲子。

节气推荐菜品

【糖醋莲藕】

【功效】清热解暑，养血除烦。

【做法】莲藕去皮切片，入沸水焯 30 秒即可。盘中加入白糖、莲藕及白醋，过 2 小时即可食用。

大暑

一候腐草为萤
二候土润溽暑
三候大雨实行

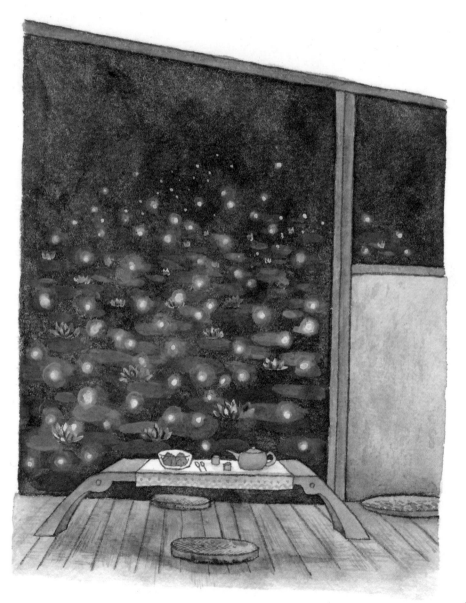

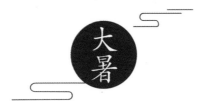

节气由来

每年 7 月 23 日或 24 日太阳到达黄经 120 度时为"大暑"节气。"大暑"与"小暑"一样，都是反映夏季炎热程度的节令，"大暑"表示炎热至极。《月令七十二候集解》中说："六月中……暑，热也，就热之中分为大小，月初为小，月中为大，今则热气犹大也。"

节气食俗

在山东鲁南地区有在这一天"喝暑羊"（即喝羊肉汤）的习俗。在福建莆田大暑节那天，有吃荔枝、羊肉和米糟的习俗，叫做"过大暑"。在广东有大暑吃仙草的习俗。民谚道：六月大暑吃仙草，活如神仙不会老。

台湾民谚：大暑吃凤梨，说的是这个时节的凤梨最好吃。另外六月十五日是"半年节"，由于农历六月十五日是全年的一半，所以在这一天拜完神明后全家会一起吃"半年圆"，"半年圆"是用糯米磨成粉再和上红面搓成的，大多会煮成甜食来品尝，象征意义是团圆与甜蜜。

节气养生原则

平心气、防中暑。

节气推荐食材

谷类：大麦、玉米芯、赤豆。

蔬菜：丝瓜、西兰花、紫菜、南瓜、木耳、石花菜、魔芋粉、芦笋。

肉类：牛脑、牛心、羊心、猪心、鹅肉、鸭肉、鹌鹑肉。

水产类：泥鳅、鲈鱼、甲鱼、草鱼、田螺。

乳蛋类：鳖卵、牛奶、羊奶、酸奶。

果类：荔枝、李子、西瓜、核桃、腰果、梨、榛子。

节气推荐菜品

【苦瓜菊花粥】

【功效】清利暑热，解毒除烦。

【做法】苦瓜洗净去瓤，切小块备用，粳米及菊花洗净后入锅中，加入适量清水后武火煮至水沸，将苦瓜及冰糖放入锅中，改用文火煮至米开花即可。

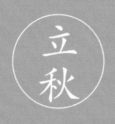

立秋

一候凉风至
二候白露降
三候寒蝉鸣

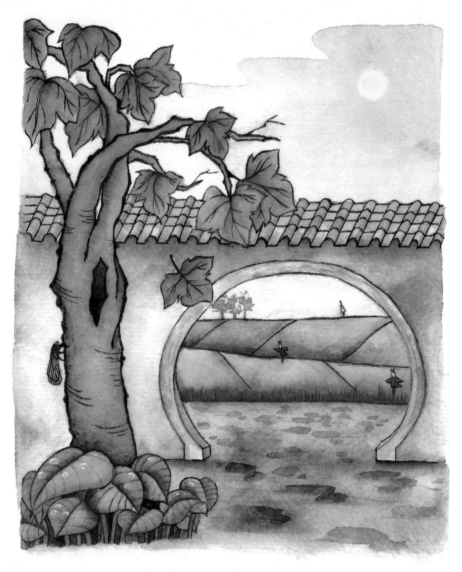

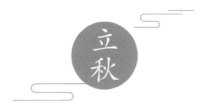

节气由来

每年公历 8 月 7 日或 8 日，太阳运行到黄经 135 度时为立秋。《月令七十二候集解》上说："秋，揪也，物于此而揪敛也。""秋"就是指暑去凉来，意味着秋天的开始。

节气食俗

按照老北京的习俗要吃肉食，即"贴秋膘"。立秋除了"贴秋膘"，天津等地还流行"咬秋"。人们相信立秋时吃瓜可免除冬天和来春的腹泻。清朝张焘的《津门杂记·岁时风俗》中就有这样的记载："立秋之时食瓜，曰咬秋，可免腹泻。"四川东、西部还流行喝"立秋水"，即在立秋正刻，全家老小各饮一杯，据说可消除积暑，秋来不闹肚子。山东莱西地区则流行立秋吃"渣"，就是一种用豆沫和青菜做成的小豆腐，并有"吃了立秋的渣，大人孩子不呕也不拉"的俗语。

节气养生原则

调精神、敛肺。

气节气推荐食材

谷类：粳米、陈廪米、黄豆、芝麻、玉米。

蔬菜：扁豆、金针菇、百合、莲子、芡实、葱白。

肉类：猪肺、猪蹄、猪皮。

水产类：鲈鱼、田螺。

乳蛋类：鸭蛋、鸡蛋、鹌鹑蛋、牛奶、马奶、酸奶。

果类：葡萄、梨、桂圆、菠萝、柠檬。

节气推荐菜品

【百合银耳莲子粥】

【功效】健脾益胃，清心润肺。

【做法】银耳、百合、糯米、莲子洗净煮粥，粥熟时加入冰糖食用。

处暑

一候鹰乃祭鸟
二候天地始肃
三候禾乃登

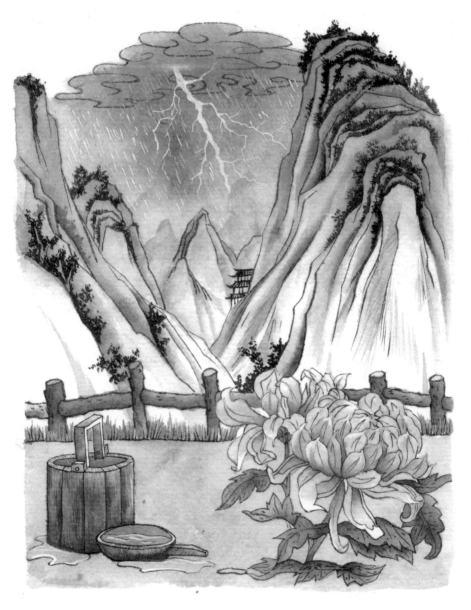

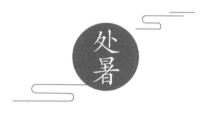

节气由来

每年的8月23日前后（8月22日~24日），视太阳到达黄经150度时是二十四节气的处暑。处暑是反映气温变化的一个节气。"处"含有躲藏、终止意思，"处暑"表示炎热暑天结束了。《月令七十二候集解》中说："处，去也，暑气至此而止矣。"

节气食俗

民间有处暑吃鸭子的习俗，其因是老鸭味甘性凉。北京至今还保留着这一习俗，通常处暑当日，北京人就会到店里去买处暑百合鸭等。

节气养生原则

防秋燥、促睡眠。

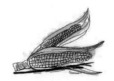

节气推荐食材

谷类：糯米、玉米、花生。

蔬菜：白菜、南瓜、大蒜、山药、秋葵、红薯。

肉类：猪肺、猪蹄、猪肝。

乳蛋类：鸭蛋、鸡蛋、鹌鹑蛋、牛奶、马奶、酸奶。

水产类：泥鳅、鱿鱼、干贝。

果类：苹果、柚子、葡萄。

节气推荐菜品

【扁豆玉米粥】

【功效】健脾化湿，安胃和中。

【做法】扁豆、玉米、粳米洗净熬粥，粥熟时加入冰糖食用。

白露

一候鸿雁来
二候元鸟归
三候群鸟养羞

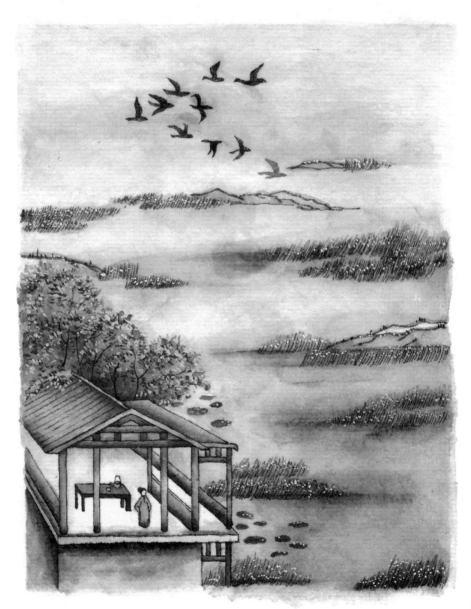

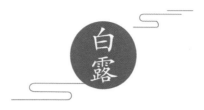

节气由来

每年9月8日前后太阳到达黄经165度时,叫"白露"节气。如《礼记》中所云:"凉风至,白露降,寒蝉鸣。"据《月令七十二候集解》中对"白露"的诠释——"水土湿气凝而为露,秋属金,金色白,白者露之色,而气始寒也"。古人在《孝纬经》中也云:"处暑后十五日为白露,阴气渐重,露凝而白也。"故名白露也。

节气食俗

旧时农家在白露以吃番薯为习。老南京人都十分青睐"白露茶",苏南籍和浙江籍的老南京人中还有自酿白露米酒的习俗,故称"白露米酒"。福州有个传统叫作"白露必吃龙眼"的说法。苍南、平阳等地,人们于此日采集"十样白"(也有"三样白"的说法),以煨乌骨白毛鸡(或鸭子),据说食后可滋补身体,去风气(关节炎)。这"十样白"乃是十种带"白"字的草药,如白木槿、白毛苦等,以与"白露"字面上相应。

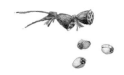

节气养生原则

补阴气、防秋寒。

节气推荐食材

谷类：黑豆、黄豆、小米、粳米。

蔬菜：蘑菇、冬瓜、莲藕、绿豆芽、香菜、百合、南瓜。

肉类：鸭肉、猪肝。

乳蛋类：鸭蛋、鸡蛋、鹌鹑蛋、牛奶、马奶、酸奶。

水产类：虾、鳖。

果类：菱角、香蕉、桂圆、猕猴桃。

节气推荐菜品

【莲子百合煲】

【功效】清燥润肺，清心安神。

【做法】莲子、百合清水浸泡 30 分钟，精瘦肉洗净焯过备用。将三者一同放入锅中，加清水煲熟，加少许盐即可。

秋分

一候雷始收声
二候蛰虫坏户
三候水始涸

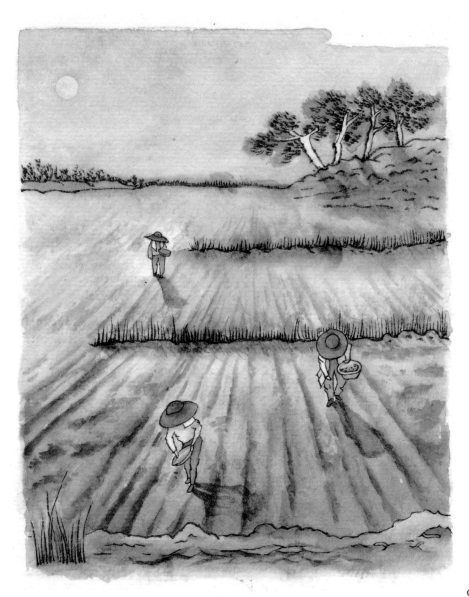

秋分

节气由来

每年的 9 月 23 日前后，太阳到达黄经 180 度时，进入"秋分"。秋分之"分"为"半"之意，按照《春秋繁露·阴阳出入上下篇》中云："秋分者，阴阳相伴也，故昼夜均而寒暑平。"

节气食俗

在岭南地区，昔日四邑（现在加上鹤山为五邑）的开平苍城镇的谢姓，有个不成节的习俗，叫做"秋分吃秋菜"。"秋菜"是一种野苋菜，乡人称之为"秋碧蒿"。

节气养生原则

调阴阳、护脾胃。

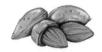

节气推荐食材

谷类：黑芝麻、扁豆、红薯、小麦。

蔬菜：白萝卜、胡萝卜、竹笋、枸杞子、马齿苋、平菇。

肉类：猪蹄、猪皮、鸭肉。

乳蛋类：鸭蛋、鸡蛋、鹌鹑蛋、牛奶、马奶、酸奶。

水产类：蟹、虾米。

果类：菠萝、桃、苹果、柑橘、梨、石榴、白果。

节气推荐菜品

【蜜饯双仁】

【功效】补肾益肺，润燥止咳。

【做法】将炒甜杏仁放入锅中，加水适量煎煮 1 小时后，加入核桃仁，收汁，将干时加蜂蜜，拌均匀至沸即可。

寒露

一候鸿雁来宾
二候雀入大水为
三候菊有黄华

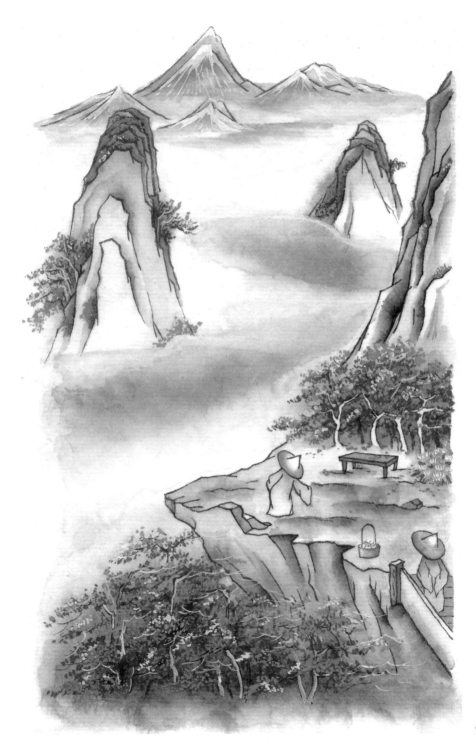

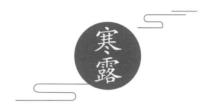

节气由来

每年的 10 月 8 日前后（10 月 8 日～9 日），太阳移至黄经 195 度时为二十四节气的寒露。"寒露"的意思是，此时期的气温比"白露"时更低，地面的露水更冷，快要凝结成霜了。《月令七十二候集解》中说："九月节，露气寒冷，将凝结也。"

节气食俗

寒露到，天气由凉爽转向寒冷。根据中医"春夏养阳，秋冬养阴"的四时养生理论。这时人们应养阴防燥、润肺益胃。民间就有"寒露吃芝麻"的习俗。古人云："秋之燥，宜食麻以润燥。"

节气养生原则

防燥邪、暖肺脾。

节气推荐食材

谷类：荞麦、板栗。

蔬菜：紫菜、荠菜、葫芦、银耳、茭白。

肉类：猪蹄、猪皮、鸭肉。

乳蛋类：鸭蛋、鸡蛋、鹌鹑蛋、牛奶、马奶、酸奶。

水产类：鲍鱼、虾米。

果类：荸荠、哈密瓜、香蕉、罗汉果。

节气推荐菜品

【大枣莲子杏仁粥】

【功效】养阴润肺，健脾和胃。

【做法】莲子先煮片刻，再放入百合、大枣、银杏、粳米煮沸后，改用小火煮至粥熟时加入冰糖稍炖即成。

霜降

一候豺祭兽
二候草木黄落
三候蛰虫咸俯

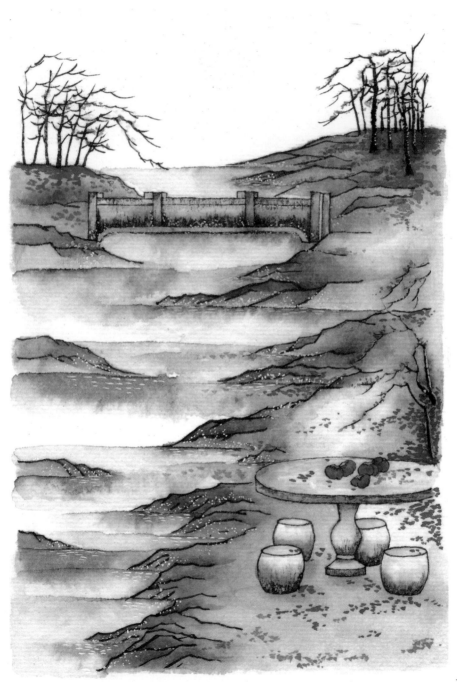

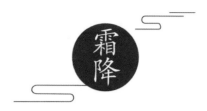

节气由来

　　每年阳历 10 月 23 日前后，太阳到达黄经 210 度时为二十四节气中的霜降。霜降是秋季的最后一个节气，是秋季到冬季的过渡节气。《月令七十二候集解》中说：九月中，气肃而凝，露结为霜矣。古籍《二十四节气解》中说："气肃而霜降，阴始凝也。"

节气食俗

　　霜降是秋季的最后一个节气。此时，在南方很多地区都有吃柿子的习俗。此外，民间有 "补冬不如补霜降" 的说法。因此，霜降时节，民间有 "煲羊肉"、"煲羊头"、"迎霜兔肉" 的食俗。

节气养生原则

　　固肾气、补肺。

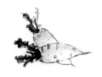

节气推荐食材

谷类：荞麦、板栗。

蔬菜：紫菜、荠菜、葫芦、银耳、茭白。

肉类：猪蹄、猪皮、鸭肉。

乳蛋类：鸭蛋、鸡蛋、鹌鹑蛋、牛奶、马奶、酸奶。

水产类：鲍鱼、虾米。

果类：荸荠、哈密瓜、香蕉、罗汉果。

节气推荐菜品

【白萝卜粥】

【功效】固肾补肺，止咳平喘。

【做法】白萝卜切丝入热水焯熟备用。糯米煮至开花时加入糖桂花再煮10分钟，拌入萝卜丝即可。

立冬

一候水始冰
二候地始冰
三候雉入大水为蜃

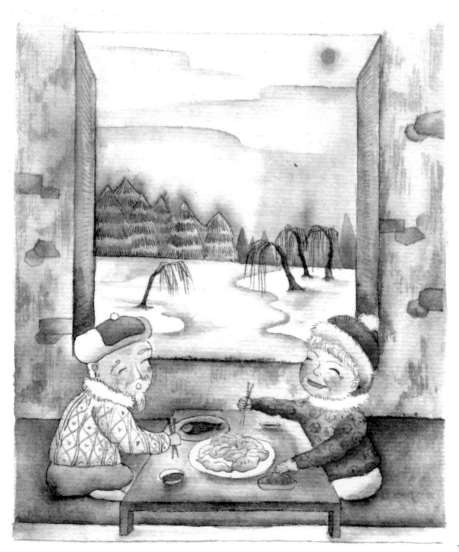

立冬

节气由来

"立冬"节气在每年的 11 月 7 日或 8 日，是二十四节气的第 19 个节气。我国古时民间习惯以立冬为冬季的开始。《月令七十二候集解》中说："立，建始也"，又说："冬，终也，万物收藏也。"立冬是表示冬季开始，万物收藏，归避寒冷的意思。

节气食俗

在我国南方，立冬人们爱吃些鸡鸭鱼肉。在台湾，立冬这一天，街头的"羊肉炉"、"姜母鸭"等冬令进补餐厅高朋满座。

在我国北方，立冬要吃饺子，老理儿对此有两种讲法：一：立冬不端饺子碗，冻掉耳朵没人管；二：立冬吃饺子——交子之时；立冬则是秋天和冬天交接的时节，所以，"交"子之时的饺子是不能不吃。

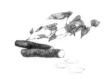

节气养生原则

敛阴气、护阳气。

节气推荐食材

谷类：小麦、薏苡仁、赤小豆、红薯。

蔬菜：莴笋、胡萝卜、大白菜、油菜、香菜、大蒜、葱、生姜、辣椒。

肉类：羊肉、猪蹄、猪皮。

水产类：鲤鱼、鲫鱼。

乳蛋类：鹌鹑蛋、牛奶、羊奶、酸奶。

果类：桂圆、香蕉、胡桃仁。

节气推荐菜品

【山药粥】

【功效】益气养心，补虚益智。

【做法】山药、芡实、粳米均洗净，三者共入锅中加水煮粥，粥熟时加入少许白糖即可。

小雪

一候红藏不见
二候天气上升地气下降
三候闭塞而成冬

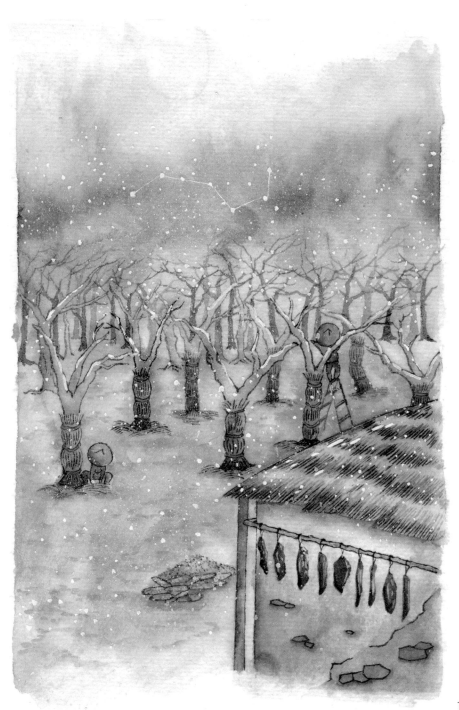

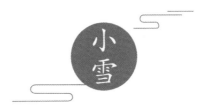

小雪

节气由来

每年 11 月 22 日 23 日，视太阳到达黄经 240 度时为小雪。《月令七十二候集解》中说："10 月中，雨下而为寒气所薄，故凝而为雪。""小雪"是反映天气现象的节令。雪小，地面上又无积雪，这正是"小雪"这个节气的原本之意。古籍《群芳谱》中说："小雪气寒而将雪矣，地寒未甚而雪未大也。"这就是说，到了"小雪"节，由于天气寒冷，降水形式由雨变为雪，但此时由于"地寒未甚"，故雪下得次数少，雪量还不大，所以称为小雪。

节气食俗

腌腊肉：小雪后气温急剧下降，天气变得干燥，是加工腊肉的好时候。吃糍粑：在南方某些地方，还有农历十月吃糍粑的习俗。

节气养生原则

养神气、防冬火。

节气推荐食材

谷类：谷子、栗子、黄豆、黑豆、芡实、虹豆。

蔬菜：白菜、芥蓝、芹菜、萝卜、藕、洋葱。

肉类：鸡肉、牛肉、猪肚、猪心。

水产类：乌贼、鱼肉、海蜇。

乳蛋类：鸡蛋、牛奶、羊奶、酸奶。

果类：橙子、橘子、腰果、山楂、荸荠、大枣、无花果、核桃。

节气推荐菜品

【桂圆牛肉汤】

【功效】补心安神，益智增力。

【做法】牛肉切片焯去沫及油备用，胡萝卜切滚刀块备用，锅中加入龙眼肉、胡萝卜块、牛肉及清水煮开后转小火，再加入盐至汤浓后即可。

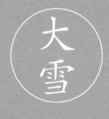

大雪

一候鶡鴠不鳴
二候虎始交
三候荔挺出

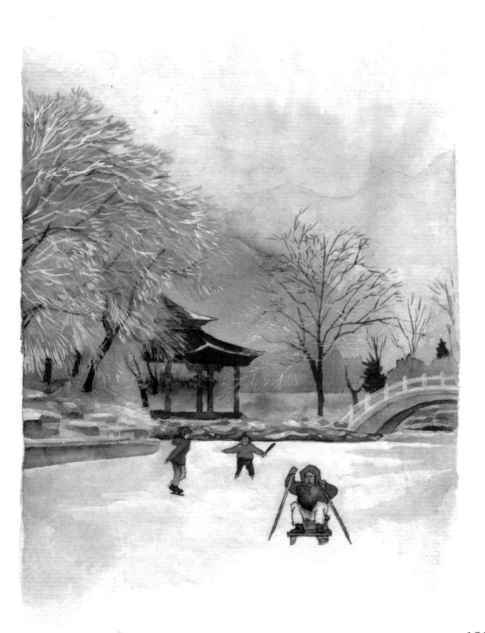

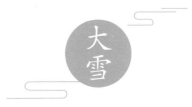

大雪

节气由来

每年 12 月 7 日或 8 日,太阳黄经达 255 度时为二十四节气之一的"大雪"。《月令七十二候集解》中关于大雪节气有"十一月节,大者盛也,至此而雪盛也"的说法。《三礼义宗》中记载:"大雪为节者,行于小雪为大雪。时雪转甚,故以大雪名节。"

节气食俗

有句俗语叫做"小雪腌菜,大雪腌肉"。大雪节气的风俗之一就是腌肉。鲁北民间有"碌碡顶了门,光喝红黏粥"的说法,意思是天冷不再串门,只在家喝暖乎乎的红薯粥度日。大雪是"进补"的大好时节,江南不太冷的地方适合用鸭、鱼温补;北方气候寒冷,可以用羊肉、牛肉补充身体元气,增加御寒能力。

节气养生原则

防寒气、补气血

谷类：扁豆、糯米。

蔬菜：土豆、鸡腿菇、金针菜、菠菜、胡萝卜、山药。

肉类：鸡肉、猪骨髓。

水产类：银鱼、海参、海带。

乳蛋类：鸭蛋、牛奶、羊奶、酸奶。

果类：梨、葡萄干、白果、栗子、杏仁。

节气推荐菜品

【芝麻粥】

【功效】补血润肠、益肝养发。

【做法】取芝麻炒熟，磨成细粉。将粳米入锅加适量的清水，用大火煮沸，调入芝麻糊后熬煮至粳米烂熟即成。

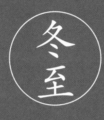

冬至

一候蚯蚓结
二候麋角解
三候水泉动

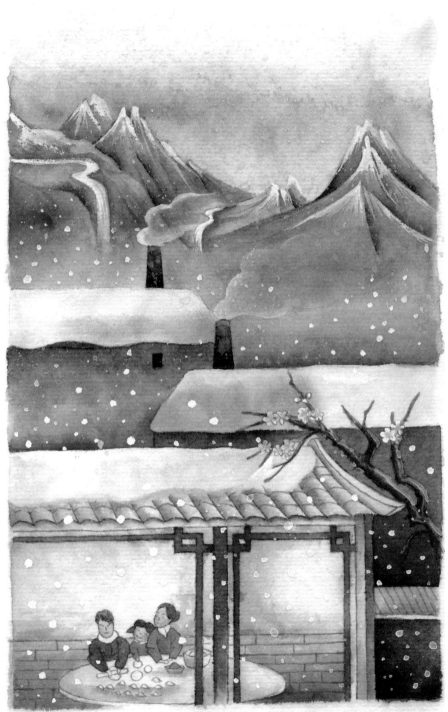

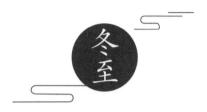

节气由来

每年的12月22日前后（12月21日～23日），太阳黄经达270度时是二十四节气的"冬至"。冬至，是我国农历中一个非常重要的节气，也是一个传统节日，至今仍有不少地方有过冬至节的习俗。冬至俗称"冬节"、"长至节"、"亚岁"等。

节气食俗

冬至是我国重要的岁时节日，古代民间有"冬至大如年"之说，我国北方地区有宰羊、吃饺子、吃馄饨的习俗，南方地区在这一天则有吃"冬至米团"、"冬至长线面"的习惯。过去老北京有"冬至馄饨夏至面"的说法。吃"捏冻耳朵"是冬至河南人吃饺子的俗称。冬至吃狗肉的习俗据说是从汉代开始的。在江南水乡，有冬至之夜全家欢聚一堂共吃赤豆糯米饭的习俗。

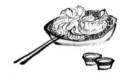

节气养生原则

护阳气、养精气。

节气推荐食材

谷类：粳米、蚕豆、荞麦。

蔬菜：莴苣、香菇、蘑菇、山药、杜仲。

肉类：羊肉、羊肝、猪血、猪肝、猪排骨。

乳蛋类：雀蛋、牛奶、羊奶、酸奶。

果类：橘子、苹果、柿饼、柚子、松子仁。

节气推荐菜品

【桂圆红枣汤】

【功效】养血安神。

【做法】桂圆肉 30 克，红枣数枚，加水适量，煮汤即可。

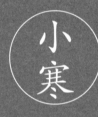

小寒

一候雁北乡
二候鹊始巢
三候雉雊

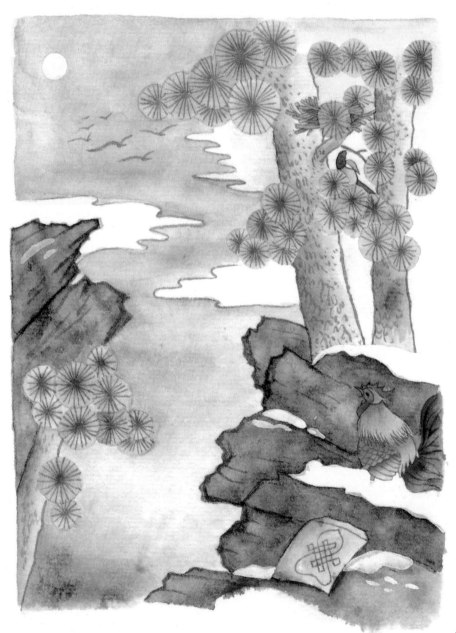

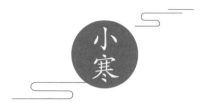

节气由来

每年1月5日或6日太阳到达黄经285度时为小寒，它与大寒、小暑、大暑及处暑一样，都是表示气温冷暖变化的节气。《月令七十二候集解》中说："十二月节，月初寒尚小，故云。月半则大矣。"

节气食俗

到了小寒，老南京人一般会煮菜饭吃，菜饭的内容并不相同，有用矮脚黄青菜与咸肉片、香肠片或是板鸭丁，再剁上一些生姜粒与糯米一起煮的，十分香鲜可口。广州的传统是，小寒早上吃糯米饭。

节气养生原则

御寒气、补肾气。

节气推荐食材

谷类：黑豆、甘薯、黑芝麻、黑米。

蔬菜：木耳、银耳、马铃薯、肉桂、辣椒、茴香、韭菜、姜、何首乌。

肉类：羊肉、羊肝、猪肉、猪肠、猪肾。

乳蛋类：鸽子蛋、牛奶、羊奶、酸奶。

水产类：带鱼、鳝鱼、虾、泥鳅。

果类：橄榄、罗汉果、葵花籽、红枣。

节气推荐菜品

【桑葚蜜膏】

【功效】滋补肝肾，补益气血。

【做法】桑葚洗净，加水适量煎煮 30 分钟取煎液后，加水再煎取二汁，合并煎液，以文火煎熬浓缩至较稠黏时，加入蜂蜜，至沸停火，待冷装瓶备用。

大寒

一候鸡乳
二候征鸟厉疾
三候水泽腹坚

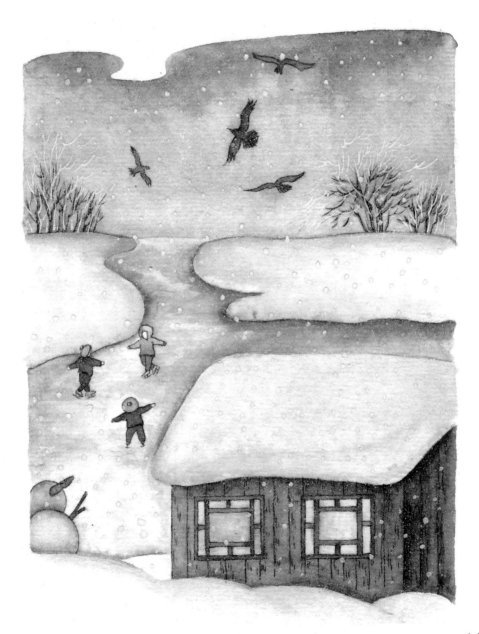

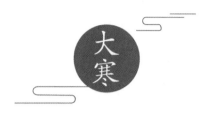

节气由来

大寒是二十四节气之一。每年 1 月 20 日前后太阳到达黄经 300 度时为大寒。《月令七十二候集解》中说："十二月中，解见前（小寒）。"《授时通考·天时》引《三礼义宗》中说："大寒为中者，上形于小寒，故谓之大……寒气之逆极，故谓大寒。"

节气食俗

在大寒至立春这段时间，有很多重要的民俗和节庆。腊月二十三日为祭灶节。腊月三十为除夕。除夕的晚餐又称年夜饭，是中国人最重要的一顿饭。这顿饭主食为饺子，还有很多象征吉祥如意的菜肴。如"鱼"与"余"同音，一般只看不吃或不能吃完，取"年年有余"之意；韭菜取其"长久"之意；鱼丸与肉丸取其"团圆"之意等。

节气养生原则

御风寒、防燥邪。

节气推荐食材

谷类：小米、绿豆、花生、豆浆。

蔬菜：包菜、芋头、山药、茴香、白菜、肉桂、花椒。

肉类：猪肝、鹅肉、兔肉、乌鸡。

水产类：淡菜、海带、紫菜。

乳蛋类：咸鸡蛋、牛奶、羊奶、酸奶。

果类：苹果、西瓜籽、南瓜籽、菱角。

节气推荐菜品

【山药芝麻糊】

【功效】滋阴补肾，益脾润肠。

【做法】粳米洗净，清水浸泡1小时，捞出滤干，山药切成小颗粒，黑芝麻炒香后同放盆中，加水和鲜牛奶拌匀，磨碎后滤汁待用；锅中加入清水、冰糖，溶化过滤后烧开，将芝麻水慢慢倒入锅内，加入玫瑰酱，不断搅拌成糊，熟后起锅即成。

后记

《二十四节气饮食健康日志》这本书，从构思到组稿再到交付出版，历时多年，终于与大家见面了。这本书的编写汇聚了我们多年来在饮食健康领域的研究成果，书中的每一部分内容都经过了科学性的研究。

民以食为天，对于中国人来说，"吃"是一件很重要的事，上到宫廷御膳，下到家常小炒，每一种美食都散发着独特的魅力。中国不缺少美食，缺少的是健康的饮食养生理念。本书希望在全年的每一个节气中，都让大家知晓适宜的饮食养生原则和应季的养生食材，以正确、科学的知识为指导，最大限度地发挥饮食在促进健康方面的作用，从而达到全民健康的目标。

在本书付梓出版之际，感谢赵莹、王玮鑫、李可歆、李萍在《二十四节气饮食健康日志》的编写和出版过程中辛勤的付出，感谢麦思源绘制的精美插图，感谢华夏出版社医学出版中心主任梁学超和苑全玲编辑让这本书得以呈现，感谢所有在编写过程中给予帮助的朋友们。

最后祝愿所有关心和支持本书的朋友们都能够收获健康、收获幸福！

丁霞　张利娜

2018 年 5 月于北京

图书在版编目（CIP）数据

二十四节气饮食健康日志 / 丁霞，张利娜主编. -- 北京：华夏出版社，2018.8

ISBN 978-7-5080-9488-5

Ⅰ. ①二… Ⅱ. ①丁… ②张… Ⅲ. ①二十四节气－关系－食物养生 Ⅳ. ①R247.1

中国版本图书馆 CIP 数据核字（2018）第 090064 号

二十四节气饮食健康日志

主　　编	丁　霞　张利娜	
责任编辑	梁学超　苑全玲	
出版发行	华夏出版社	
经　　销	新华书店	
印　　刷	三河市万龙印装有限公司	
装　　订	三河市万龙印装有限公司	
版　　次	2018 年 8 月北京第 1 版	
	2018 年 8 月北京第 1 次印刷	
开　　本	787×1092　1/16 开	
印　　张	9.5	
字　　数	90 千字	
定　　价	59.00 元	

华夏出版社　地址：北京市东直门外香河园北里 4 号　邮编：100028

网址：www.hxph.com.cn　电话：（010）64663331（转）

若发现本版图书有印装质量问题，请与我社营销中心联系调换。